BEI GRIN MACHT SICH IHR WISSEN BEZAHLT

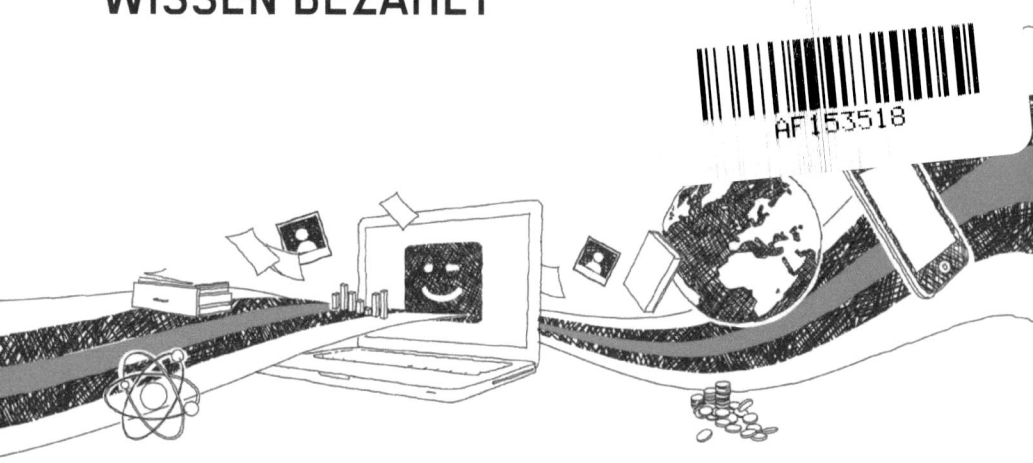

- Wir veröffentlichen Ihre Hausarbeit,
  Bachelor- und Masterarbeit

- Ihr eigenes eBook und Buch -
  weltweit in allen wichtigen Shops

- Verdienen Sie an jedem Verkauf

Jetzt bei www.GRIN.com hochladen
und kostenlos publizieren

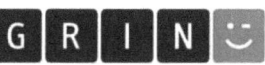

Der Ärztemangel in ländlichen Umgebungen

Der Masterplan Medizinstudium 2020 als Lösungsmodel

Linda Bödefeld

GRIN ☺

Bibliografische Information der Deutschen Nationalbibliothek:

Die Deutsche Nationalbibliothek verzeichnet diese Publikation in der Deutschen Nationalbibliografie; detaillierte bibliografische Daten sind im Internet über http://dnb.d-nb.de abrufbar.

ISBN: 9783346507464
Dieses Buch ist auch als E-Book erhältlich.

© GRIN Publishing GmbH
Nymphenburger Straße 86
80636 München

Druck und Bindung: Books on Demand GmbH, Norderstedt Germany
Gedruckt auf säurefreiem Papier aus verantwortungsvollen Quellen

Das vorliegende Werk wurde sorgfältig erarbeitet. Dennoch übernehmen Autoren und Verlag für die Richtigkeit von Angaben, Hinweisen, Links und Ratschlägen sowie eventuelle Druckfehler keine Haftung.

Das Buch bei GRIN: https://www.grin.com/document/1134855

FOM Hochschule für Oekonomie & Management

Standort Köln

Hausarbeit

Fachbereich Gesundheit und Soziales

Studiengang: Gesundheitspsychologie und Medizinpädagogik

Bachelor of Arts

Der Ärztemangel in einer ländlichen Umgebung
Der Masterplan Medizinstudium 2020 als Lösungsmodel

Fach: Gesundheitspsychologie
Autorin: Linda Bödefeld
Abgabedatum: 03.06.2019

Inhaltsverzeichnis

Abkürzungsverzeichnis

Kassenärztliche Bundesvereinigung = KBV

Gemeinsame Bundesausschuss = G-BA

Gesundheitsstrukturgesetzes = GSG

Gesetzliche Krankenversicherung = GKV

1 Einleitung

1.1 Problem

„Land sucht Arzt- dramatische Unterversorgung droht"[1], „Ärztemangel: Den Nachwuchs aufs Land locken"[2] und „Ärztemangel- Rauf aufs Land"[3] kennzeichnen die Titelseiten der Tageszeitungen in Deutschland. Das Thema wird auch in allen medialen Berichterstattungen immer präsenter. Vielerorts ist der Ärztemangel schon spürbare Realität. Besonders ländliche Regionen sind unterversorgt. Legt man den Fokus auf das im Südosten von Nordrhein- Westfalen liegende Hochsauerland, gibt es dort aktuell noch keinen flächendenkenden Versorgungsnotstand. 2018 lag die Abdeckung der hausärztlichen Versorgung zwischen 80 und 110 Prozent.[4] Von einer Unterversorgung spricht man erst ab einem Versorgungsgrad von 75 Prozent, aber angesichts der Tatsache, dass die Mehrzahl der Hausärzte und Hausärztinnen im Sauerland älter als 60 Jahre ist, werden hier in absehbarer Zeit Probleme entstehen.[5] Die KBV (Kassenärztliche Bundesvereinigung) ermittelte bei einer neuen Modellrechnung, dass die Nachfrage der ärztlichen Versorgung bis zum Jahr 2030 ansteigen, jedoch das ärztliche Angebot sinken

---

[1] Vgl. https://www.welt.de/politik/deutschland/article156800436/Land-sucht-Arzt-dramatische-Unterversorgung-droht.html, Zugriff am 23.03.2019

[2] Vgl. https://www.aerzteblatt.de/archiv/172060/Aerztemangel-Den-Nachwuchs-aufs-Land-locken, Zugriff am 23.03.2019

[3] Vgl. https://www.mitmischen.de/diskutieren/topthemen/politikfeld_wirtschaft/deutsche_Einheit/Landpartie/index.jsp, Zugriff am 23.03.2019

[4] Vgl. https://www.sauerlandkurier.de/hochsauerlandkreis/meschede/rezepte-gegen-aerztemangel-land-sieht-derzeit-10051030.html, Zugriff am 23.03.2019

[5] Vgl. https://www.sauerlandkurier.de/hochsauerlandkreis/meschede/rezepte-gegen-aerztemangel-land-sieht-derzeit-10051030.html, Zugriff am 23.03.2019

wird.[6] Diese Prognose lässt sich auch für das Hochsauerland anwenden.[7] Widersprüchlich erscheint die Aussage, dass in Deutschland trotz Mediziner-Schwemme ein Ärztemangel droht.[8] Warum erscheinen ländliche Regionen für viele Mediziner und Medizinerinnen so unlukrativ? Gibt es Möglichkeiten den Mangel, der überwiegend die hausärztliche Versorgung betrifft, zu unterbinden oder wächst dieser so stark, dass es in einigen Jahren so gut wie keine hausärztliche Versorgung mehr auf dem Land geben wird? Hilft die Bedarfsplanung wirklich bei der Verteilung der Hausärzte in ländlichen Regionen?

Bereits seit einem Jahrzehnt bemüht sich eine Projektgruppe der Bundesärztekammer um die Nachwuchsförderung/-gewinnung von Ärzten und Ärztinnen für die kurative Versorgung.[9] Der im März 2017 beschlossene Masterplan Medizinstudium 2020 stellt eine grundlegende akademische Reform des Humanmedizinstudiums dar und wird dieses maßgeblich beeinflussen.[10] 2018 ebnet die Bundesärztekammer auf dem Deutschen Ärztetag, den Weg für die ausschließliche Fernbehandlung/Telemedizin.[11] Damit kommt sie der Aufforderung des Ärztetages 2017 nach, Behandlung und Beratung aus der Ferne zu ermöglichen und trotzdem den persönlichen Arzt- Patienten- Kontakt zu bewahren.

---

[6] Vgl. https://www.kbv.de/html/themen_1076.php, Zugriff am 23.03.2019

[7] Vgl. https://www.wp.de/region/sauer-und-siegerland/zukunftsrauschen/kommt-ein-patient-in-den-kiosk-id215586451.html, Zugriff am 23.03.2019

[8] Vgl. https://www.handelsblatt.com/politik/deutschland/gesundheitssystem-in-deutschland-droht-ein-aerztemangel-trotz-mediziner-schwemme/21127004.html?ticket=ST-4238558-HcSaNLAAD5fg1dzcm0r7-ap6, Zugriff am 23.03.2019

[9] Vgl. https://www.bundesaerztekammer.de/aerzte/versorgung/nachwuchsfoerderung/, Zugriff am 23.03.2019

[10] Vgl. https://www.bdc.de/masterplan-medizinstudium-2020-was-bedeutet-er-fuer-lehre-und-pruefungen/, Zugriff am 24.05.2019

[11] Vgl. https://www.bundesaerztekammer.de/presse/pressemitteilungen/news-detail/121-deutscher-aerztetag-ebnet-den-weg-fuer-ausschliessliche-fernbehandlung/, Zugriff am 23.03.2019

1.2 Zielsetzung

Ziel der Seminararbeit „Der Ärztemangel in einer ländlichen Umgebung- Die Landarztquote als Lösungsmodell" ist es zu erörtern, inwieweit ländliche Regionen in Deutschland vom Ärztemangel betroffen sind. Dazu werden zunächst verschiedene Begriffe zum Verständnis erläutert. Anschließend wird die aktuelle hausärztliche Versorgung in Deutschland aufgezeigt. Das darauffolgende Kapitel bezieht sich auf beeinflussende Faktoren der hausärztlichen Versorgung, die unter anderem den demografischen Wandel berücksichtigen. Damit die hausärztliche Versorgung auf dem Land nicht zu stark schwindet, sondern aufrechterhalten werden kann, beschäftigt sich diese Arbeit näher mit dem Lösungsansatz des Masterplans Medizinstudium 2020

1.3 Vorgehensweise

Für die vorliegende Seminararbeit wurde primär auf Literatur aus der Privatbibliothek zurückgegriffen. Ergänzend dazu erfolgte eine Literaturrecherche über Google Scholar durch Nutzung der folgenden Suchbegriffe: Ärztemangel, Landarztquote, Kassenärztliche Bundesvereinigung, Kassenärztliche Vereinigung NRW, Masterplan Medizinstudium 2020, Telemedizin, Hausarztpraxen, Medizinstudenten, Medizinstudienplätze Durch Literaturverweise in den bereits berücksichtigten Quellen konnten weitere Internet- und Literaturquellen gefunden werden.

2 Begriffsdefinition

2.1 Ärztemangel

Sucht man nach dem Begriff „Ärztemangel" im Internet erscheinen täglich neue Meldungen. Auf verschiedene Weisen lässt sich der Ärztemangel definieren. Der Gemeinsame Bundesausschuss (G-BA) gibt eine objektivierbare Definition, wonach ein Ärztemangel vorliegt, wenn ein bestimmtes Einwohner/Arzt Verhältnis unterschritten wird.[12] Im Fachärztebereich liegt das Verhältnis bei 50%, im Hausärztebereich sogar bei 75% der Sollquote.[13] Ein Ärztemangel liegt laut der Kassenärztliche Vereinigung Baden-Württemberg vor, wenn die im Bedarfsplan vorgesehenen Arztsitze nicht nur vorübergehend nicht besetzt werden können und dadurch eine unzumutbare Erschwernis der Inanspruchnahme vertragsärztlicher Leistungen für Versicherte eintritt.[14]

Auch der Australische Gesundheitsminister definiert den Ärztemangel, als geografischen Bereich, in welchem der Bedarf an medizinischer Leistung der Bevölkerung nicht gedeckt wird.[15] Der ehemalige geschäftliche Direktor des Institut für Ausbildung und Studiengelegenheiten der Medizinischen Fakultät Münster, Dr. Nippert definiert den Ärztemangel als Status, in dem die Nachfrage nach ärztlichen Leistungen, größer sei als das Angebot.[16] Alle Definitionen haben gemeinsam, dass sie davon ausgehen, dass die Verfügbarkeit der Ärzte in einem bestimmten geographischen Bereich nicht ausreicht, um den Bedarf an medizinischer Leistung der ansässigen Bevölkerung zu decken. Zur Feststellung eines Ärztemangels muss demnach sowohl die Anzahl der Ärzte, als auch der Bedarf der Bevölkerung berücksichtig werden.

---

[12] Vgl. https://www.g-ba.de/downloads/62-492-1743/BPL-RL_2018-10-18_iK_2019-01-17.pdf, Zugriff am 24.03.2019

[13] Vgl. https://www.g-ba.de/downloads/62-492-1743/BPL-RL_2018-10-18_iK_2019-01-17.pdf, Zugriff am 24.03.2019

[14] Vgl. https://www.kvbawue.de/kvbw/suche/?id=15&L=0&q=eine+unzumutbare+erschwernis+der+inanspruchnahme+vertrags%C3%A4rztlicher+leistungen+f%C3%BCr+versicherte+eintritt, Zugriff am 24.03.2019

[15] Vgl. http://www.health.gov.au/internet/main/publishing.nsf/Content/work-pr-dws, Zugriff am 24.03.2019

[16] Vgl. Prof. Dr. Nippert R.P. (2011): Der Ärztemangel als Triebfeder von Auswahlkriterien? S.3

2.2 Hausärztliche Versorgung

Die ambulante Patientenversorgung wird in hausärztliche und fachärztliche Versorgung unterteilt. 1993 trat mit Inkrafttreten des Gesundheitsstrukturgesetzes (GSG) diese Unterteilung in Kraft.[17] Die hausärztliche Versorgung gliedert sich in vier große Punkte, die im §73 Abs. 1 Sozialgesetzbuch, fünftes Buch, (SGB V) festgelegt sind. [18]

1.(…) „die allgemeine und fortgesetzte ärztliche Betreuung eines Patienten in Diagnostik und Therapie bei Kenntnis seines häuslichen und familiären Umfelds; Behandlungsmethoden, Arznei- und Heilmittel der besonderen Therapierichtungen sind nicht ausgeschlossen.[19]

2. (…) Die Koordination diagnostischer, therapeutischer und pflegerischer Maßnahmen.

3.(…) Die Dokumentation, insbesondere Zusammenführung, Bewertung und Aufbewahrung der wesentlichen Behandlungsdaten, Befunde und Berichte aus der ambulanten und stationären Versorgung.[20]

4. (…) Die Einleitung oder Durchführung präventiver und rehabilitativer Maßnahmen sowie die Integration nichtärztlicher Hilfen und flanierender Dienste in die Behandlungsmaßnahmen."[21]

Die hausärztliche Versorgung wird von Allgemeinmedizinern und Kinderärzten geleistet. Internisten, die keine Schwerpunktbeziehung haben, ist es frei überlassen, ob sie als Haus- oder Facharzt tätig sein wollen.[22] Des Weiteren zählen Ärzte, die nach §95 Abs.4

---

[17] Vgl. *https://www.aerzteblatt.de/archiv/78586/Hausaerztliche-und-fachaerztliche-Versorgung, Zugriff am 20.04.2019*

[18] Vgl. *https://www.sozialgesetzbuch-sgb.de/sgbv/73.html, Zugriff am 20.04.2019*

[19] Vgl. *https://www.sozialgesetzbuch-sgb.de/sgbv/73.html, Zugriff am 20.04.2019*

[20] Vgl. *https://www.sozialgesetzbuch-sgb.de/sgbv/73.html, Zugriff am 20.04.2019*

[21] Vgl. *https://www.sozialgesetzbuch-sgb.de/sgbv/73.html, Zugriff am 20.04.2019*

[22] Vgl. *https://www.sozialgesetzbuch-sgb.de/sgbv/73.html, Zugriff am 20.04.2019*

und 5 Satz 1 in das Arztregister eingetragen sind und Ärzte, die am 31. Dezember 2000 an der hausärztlichen Versorgung teilgenommen haben zu der hausärztlichen Versorgung hinzu.[23]

2.3 Vertragsärzte

Ärzte, die für die Behandlung von Sozialversicherten zugelassen sind, nennt man Vertragsärzte.[24] Sie sind Mitglieder in den jeweils für sie zuständigen Kassenärztlichen Vereinigungen und werden durch diese organisiert. Voraussetzung für die Zulassung zum Vertragsarzt ist die Approbation, eine Eintragung in das Arztregister sowie eine Verpflichtung auf die vertraglichen und gesetzlichen Grundlagen der Gesetzlichen Krankenversicherung (GKV).[25] Zudem ist die Zulassung an einen bestimmten Vertragsarztsitz gebunden.[26]

2.4 Bedarfsplanung

Die Bedarfsplanung dient als Instrument, um einen gleichmäßigen und bedarfsgerechten Zugang für die Versicherten zur haus- und fachärztlichen Versorgung sicherzustellen.[27]

---

[23] *Vgl. https://www.sozialgesetzbuch-sgb.de/sgbv/73.html, Zugriff am 20.04.2019*

[24] *Vgl. https://www.bundesgesundheitsministerium.de/service/begriffe-von-a-z/v/vertragsaerzte.html, Zugriff am 20.04.2019*

[25] *Vgl. https://www.bundesgesundheitsministerium.de/service/begriffe-von-a-z/v/vertragsaerzte.html, Zugriff am 20.04.2019*

[26] *Vgl. https://www.bundesgesundheitsministerium.de/service/begriffe-von-a-z/v/vertragsaerzte.html, Zugriff am 20.04.2019*

[27] *Vgl. https://www.g-ba.de/themen/bedarfsplanung/bedarfsplanungsrichtlinie/, Zugriff am 20.04.2019*

Somit ist die ambulante Versorgung ebenso wie die Niederlassung von Ärzte, gesetzlich im SGB V §99ff geregelt.[28]

2.5 Aufgaben der Bedarfsplanung

Aufgabe des Bedarfsplanes ist es eine ausgewogene Versorgung im haus- und fachärztlichen Bereich zu schaffen. Dazu erfasst die Bedarfsplanung die Zahl der zugelassenen Vertragsärzte*Vertragsärztinnen im Verhältnis zu der Zahl der Einwohner in einem bestimmten Planungsbereich, welcher vom Bundesamt für Bauwesen und Raumvermessung bestimmt wird. [29] 1993 wurde die seit 1977 bestehende Bedarfsplanung reformiert, mit dem Ziel, dass durch den Bedarfsplan der Anstieg der Ärzte, in überversorgten Gebieten, verhindert werden soll. Durch das im Januar 2012 in Kraft getretene GKV- Versorgungsstrukturgesetz, änderte sich das zentrale Ziel zur Verhinderung der Unterversorgung. Der Gemeinsame Bundesausschuss bekam von dem Gesetzgeber die Erlaubnis zur Weiterentwicklung der Richtlinien der Bedarfsplanung, damit dieser flexibler auf besonders betroffene Gebiete, wie den ländlichen Raum, eingreifen kann.[30]

3 Aktuelle hausärztliche Versorgung in Deutschland

Schaut man sich die Ärztestatistik 2018 an, ist erkennbar, dass die Zahl der niedergelassenen Mediziner*Medizinerinnen ein Minus von 0,7 Prozent verzeichnet und somit auf 117.472 gesunken ist. Während der Anteil der im Krankenhaus beschäftigten

---

[28] Vgl. https://www.g-ba.de/downloads/39-261-3493/2018-09-20_Endbericht-Gutachten-Weiterentwickklung-Bedarfsplanung.pdf?, Zugriff am 20.04.2019

[29] Vgl. https://www.kbv.de/media/sp/Instrumente_Bedarfsplanung_Broschuere.pdf, Zugriff am 20.04.2019

[30] Vgl. https://www.bundesgesundheitsministerium.de/service/begriffe-von-a-z/b/bedarfsplanung.html, Zugriff am 20.04.2019

Mediziner*Medizinerinnen unverändert bleibt.[31] Bei den niedergelassenen Hausarztpraxen stagnierte der Anteil der unter 40-Jährigen bei 2,7 Prozent. Zugleich ist der Anteil der mindestens 60-Jährigen von 32,6 Prozent auf 33,9 Prozent gestiegen.[32]

3.1 Medizinische Versorgung regional betrachtet

Schaut man sich die Zahlen für Nordrhein-Westfalen an, wird der Hausärztemangel noch klarer. 574 Hausarztsitze waren im Herbst 2017 im gesamten Bundesland unbesetzt.[33] Die Zahl der jährlich ausscheidenden Hausärzte*Hausärztinnen stieg in Nordrhein- Westfalen seit 2006 um fast 80 Prozent, auf 457 Hausärzte*Hausärztinnen an.[34] Der Nachwuchs fehlt. Nicht einmal die Hälfte der Zahlen wird pro Jahr neu zugelassen. Politiker sprechen von einer Katastrophe, wenn nicht schleunigst reagiert wird.[35] Besonders alarmierend ist die Situation, wenn man bedenkt, dass alleine in der Region Westfalen- Lippe 20 Prozent der Hausärzte*Hausärztinnen über 65 Jahre alt sind und bald in den Ruhestand gehen. Doch auch in anderen Teilen von Nordrhein- Westfalen stellen sich die Zahlen nicht

---

[31] Vgl. *https://www.bundesaerztekammer.de/ueber-uns/aerztestatistik/aerztestatistik-2018/, Zugriff am 22.05.2019*

[32] Vgl. *https://www.bundesaerztekammer.de/ueber-uns/aerztestatistik/aerztestatistik-2018/, Zugriff am 22.05.2019*

[33] Vgl. *https://www.ksta.de/politik/mangel-an-hausaerzten-in-nrw-verschaerft-sich-fast-600-praxen-sind-verwaist-29677802, Zugriff am 22.05.2019*

[34] Vgl. *https://www.ksta.de/politik/mangel-an-hausaerzten-in-nrw-verschaerft-sich-fast-600-praxen-sind-verwaist-29677802, Zugriff am 22.05.2019*

[35] Vgl. *https://www.ksta.de/politik/mangel-an-hausaerzten-in-nrw-verschaerft-sich-fast-600-praxen-sind-verwaist-29677802, Zugriff am 22.05.2019*

besser dar. 40 Prozent aller 6261 Hausärzte*Hausärztinnen sind über 60 Jahre und gehören somit zu den geburtenstarken Jahrgängen.[36]

3.2 Entwicklung der Ärzte in Deutschland

Die Zahl der Ärzte*Ärztinnen in Deutschland steigt. Zahlen der Bundesärztekammer zeigen, dass im vergangenen Jahr bundesweit 392.400 Ärzte*Ärztinnen in ihrem Beruf tätig waren. Das ist ein Plus von 1,9 Prozent im Vergleich zu 2017.[37] Zugleich ist ein Trend zur Anstellung zu erkennen.[38] Die Zahl der angestellten Vertragsärzte*Vertragsärztinnen stieg 2017 um 10 Prozent, auf 31.477. Gerade in der jungen Generation sind viele Mediziner nicht mehr bereit ihre Familie und eigene Gesundheit in den Hintergrund zu stellen. Die Vereinbarkeit von Beruf und Familie wird als selbstständig niedergelassenere Arzt im Vergleich zum Angestellten, als bedeutend schwieriger angesehen.[39]

4 Möglichkeiten zur Stärkung der hausärztlichen Versorgung

Am 23.Juli 2015 trat das Gesetz zur Stärkung der Versorgung in der gesetzlichen Krankenversicherung in Kraft.[40] Ziel des Gesetzes ist es auch in Zukunft eine gut

---

[36] Vgl. https://www.ksta.de/politik/mangel-an-hausaerzten-in-nrw-verschaerft-sich-fast-600-praxen-sind-verwaist-29677802, Zugriff am 22.05.2019

[37] Vgl. https://www.bundesaerztekammer.de/ueber-uns/aerztestatistik/aerztestatistik-2018/gesamtzahl-der-aerzte/, Zugriff am 22.05.2019

[38] Vgl. https://www.aerzteblatt.de/nachrichten/92153/Aerztestatistik-Mehr-Aerzte-Trend-zur-Anstellung, Zugriff am 22.05.2019

[39] Vgl. https://www.aerzteblatt.de/nachrichten/92153/Aerztestatistik-Mehr-Aerzte-Trend-zur-Anstellung, Zugriff am 22.05.2019

[40] Vgl. https://www.bgbl.de/xaver/bgbl/start.xav?startbk=Bundesanzeiger_BGBl&start=//*[@attr_id=%2527bgbl115s1211.pdf%2527]#__bgbl__%2F%2F*%5B%40attr_id%3D%27bgbl115s1211.pdf%27%5D__1556019993536, Zugriff am 23.04.2019

erreichbare medizinische Versorgung auf hohem Niveau, insbesondere in unterversorgten Regionen auf dem Land, sicherzustellen. Das Gesetz sagt aus, dass das bisherige hohe Niveau des deutschen Gesundheitssystems gehalten und verbessert werden soll. Allerdings gibt es angesichts der demographischen Entwicklung, der unterschiedlichen Versorgungssituation von Ballungsräumen und ländlichen Regionen und der neuen Möglichkeiten, die der medizinisch- technische Fortschritt mit sich bringen wird, gesetzgeberischen Handlungsbedarf.[41] Insbesondere in ländlichen Regionen droht ein Mangel aus Hausärzten*Hausärztinnen und Fachärzten*Fachärztinnen, wenn die Rahmenbedingungen nicht geändert werden. Um strukturellen Problemen der Versorgung entgegenzuwirken, bedarf es mehrerer Maßnahmen auf unterschiedlichen Ebenen. Das Gesetz gibt den Verantwortlichen vor Ort mehr Möglichkeiten, stärkere Anreize für eine Niederlassung insbesondere in unterversorgten oder strukturschwachen Gebieten zu setzen.[42] Um die hausärztliche Versorgung nachhaltig zu stärken, wird die Zahl der mindestens zu fördernden allgemeinmedizinischen Weiterbildungsstellen von 5.000 auf 7.500 Stellen erhöht.[43] Aber die Erhöhung der Stellen alleine bringt nichts, wenn nicht genügend approbierte Ärzte*Ärztinnen sie in Anspruch nehmen. Um auch einen finanziellen Anreiz für die hausärztliche Versorgung zu schaffen, soll der Verdienst, dem eines Assistenzarztes im Krankenhaus angeglichen werden.[44] Das Gesetz baut zudem auf der Telemedizin und dem Masterplan Medizinstudium 2020 auf.

---

[41] Vgl. *http://dipbt.bundestag.de/dip21/btd/17/069/1706906.pdf*, *Zugriff am 23.04.2019*

[42] Vgl. *https://www.kbv.de/media/sp/Instrumente_Bedarfsplanung_Broschuere.pdf*, *Zugriff am 23.04.2019*

[43] Vgl. *https://www.aerztezeitung.de/politik_gesellschaft/berufspolitik/article/926530/verso rgungskrise-idealismus-alleine-reicht-nicht.html*, *Zugriff am 23.04.2019*

[44] Vgl. *https://www.aerztezeitung.de/politik_gesellschaft/berufspolitik/article/926530/verso rgungskrise-idealismus-alleine-reicht-nicht.html*, *Zugriff am 23.04.2019*

4.1 Masterplan Medizinstudium 2020

Nicht nur im deutschen Gesundheitssystem besteht Handlungsbedarf, sondern auch in der Gestaltung des Medizinstudiums.[45] Aus diesem Grund wurde nach einem langen Prozess mehrerer Beteiligter, des Bundes und der Bundesländer, im März 2017 ein Beschlusstext zum „Masterplan Medizinstudium 2020" veröffentlicht.[46] Sechs der vorgeschlagenen Maßnahmen werden nun durch eine Expertenkommission auf ihre Kapazitäten und finanziellen Auswirkungen geprüft und Entwürfe für die anstehende Änderung der ärztlichen Approbationsordnung formuliert.[47] Teile des Masterplans betreffen die Reformierung der Studienzulassung durch geeignetere Auswahlverfahren. Zudem soll die Allgemeinmedizin gestärkt werden, ebenso wie Praxisnähe im Medizinstudium. Das heißt, theoretische und praktische Studieninhalte werden bereits früh im Studium vermittelt und im Laufe der Semester vertieft, um allen Studierenden ein faires, praxisnahes und flexibles Studium zu ermöglichen.[48]

Im „Masterplan Medizinstudium 2020" sind Veränderungen bei der Studienstruktur und den Ausbildungsinhalten vorgesehen. Die Lehre wird an der Vermittlung arztbezogener Fähigkeiten ausgerichtet. Ein besonderes Augenmerk gilt dem Arzt- Patienten- Gespräch, um eine bessere Arzt-Patienten-Beziehung zu erzielen, die auch den Behandlungserfolg und das Wohlbefinden der Patienten beeinflusst.[49]

---

[45] Vgl. *https://www.bmbf.de/de/masterplan-medizinstudium-2020-4024.html, Zugriff am 23.04.2019*

[46] Vgl. *https://www.bvmd.de/unsere-arbeit/masterplan-medizinstudium-2020/was-ist-der-mm2020/, Zugriff am 23.04.2019*

[47] Vgl. *https://www.bvmd.de/unsere-arbeit/masterplan-medizinstudium-2020/was-ist-der-mm2020/, Zugriff am 23.04.2019*

[48] Vgl. *https://www.bvmd.de/unsere-arbeit/masterplan-medizinstudium-2020/was-ist-der-mm2020/, Zugriff am 23.04.2019*

[49] Vgl. *https://www.bvmd.de/unsere-arbeit/masterplan-medizinstudium-2020/was-ist-der-mm2020/, Zugriff am 23.04.2019*

Ein weiterer Schwerpunkt soll auch auf die wissenschaftliche Arbeit gelegt werden, so erhalten Medizinstudierende das Rüstzeug für lebenslanges Lernen, um immer neuerer wissenschaftliche Erkenntnisse über ihr Berufsleben hinweg in der Praxis einsetzen zu können. [50]

Ziel des „Masterplan Medizinstudium 2020" ist es, dass die angehenden Mediziner*Medizinerinnen nicht nur die hochspezialisierten Fälle an der Universitätsklinik kennenlernen, sondern auch alltägliche Erkrankungen in der ambulanten und stationären Praxis.[51] Zudem ist im „Masterplan Medizinstudium 2020" geregelt, dass die Studierenden während des „Praktischen Jahres" ein Quartal in der ambulanten Versorgung verbringen, um die Allgemeinmedizin weiter zu stärken. Mit Beispiel geht das Land Mecklenburg-Vorpommern voran. Sie stellen Medizinstudierenden, die ein Quartal ihres „Praktischen Jahres" in einer allgemeinmedizinischen Praxis absolvieren, bereits seit März 2019, eine monatliche Aufwandsentschädigung von 200-800 Euro zur Verfügung.[52] Der Zusatzbeitrag soll längere Zeiten und eventuelle Übernachtungskosten abdecken. Das Wirtschaftsministerium und die KV Mecklenburg-Vorpommern, stellen für die Finanzierung jeweils 50.000 Euro bereit.[53]

Des Weiteren wird die Allgemeinmedizin zukünftig im Staatsexamen geprüft. Aber auch bei der Zulassung zum Medizinstudium soll besonders die Motivation für das Medizinstudium stärker gewichtet werden, ein Vorteil ist es auch wenn man sich für das Stipendium Landarztquote bewirbt.

---

[50] *Vgl. https://www.bvmd.de/unsere-arbeit/masterplan-medizinstudium-2020/was-ist-der-mm2020/, Zugriff am 23.04.2019*

[51] *Vgl. https://www.bvmd.de/unsere-arbeit/masterplan-medizinstudium-2020/was-ist-der-mm2020/, Zugriff am 23.04.2019*

[52] *Vgl. https://www.hartmannbund.de/detailansichten/aktuelles/meldung/pj-foerderung-in-hausarztpraxen/, Zugriff am 25.04.2019*

[53] *Vgl. https://www.hartmannbund.de/detailansichten/aktuelles/meldung/pj-foerderung-in-hausarztpraxen/, Zugriff am 25.04.2019*

4.2 Stipendium Landarztquote

Seit Januar 2017 steht fest, dass die seit Jahren diskutierte Landarzt-Quote kommt. Bund und Länder haben sich darauf geeinigt, dass die Länder dafür über die Stiftung für Hochschulzulassung bis zu zehn Prozent der Medizinstudienplätze vergeben können. Bevorzugt werden Bewerber, die sich vertraglich verpflichten, nach dem Studium und der allgemeinärztlichen Weiterbildung bis zu zehn Jahre lang in unterversorgten Regionen zu arbeiten.[54] Auswahlkriterien sind die fachliche Eignung sowie die Motivation, hausärztlich tätig zu werden.[55]

Nordrhein-Westfalen führt ab dem Wintersemester 2019/2020 als erstes Bundesland eine Landarztquote im Medizinstudium ein.[56] Zunächst gehen 7,6 %, entspricht 168 Studienplätzen, der Medizinstudienplätze an Bewerber*Bewerberinnen, die sich vertraglich verpflichten, nach erfolgreichem absolviertem Medizinstudium für zehn Jahre in einer unterversorgten Region als Hausarzt*Hausärztin zu arbeiten.[57] Nicht nur die Abiturnote soll bei der Auswahl der 168 Studierenden eine Rolle spielen, sondern auch

---

[54] *Vgl. https://www.tagesspiegel.de/wissen/masterplan-medizinstudium-2020-die-landarzt-quote-kommt/19304346.html, Zugriff am 25.04.2019*

[55] *Vgl. https://www.tagesspiegel.de/wissen/masterplan-medizinstudium-2020-die-landarzt-quote-kommt/19304346.html, Zugriff am 25.04.2019*

[56] *Vgl. https://www.aerztezeitung.de/praxis_wirtschaft/junge-aerzte/article/965234/medizinstudium-nrw-setzt-landarztquote-will-bewerber-eigens-testen.html, Zugriff am 20.04.2019*

[57] *Vgl. https://www.aerztezeitung.de/praxis_wirtschaft/junge-aerzte/article/965234/medizinstudium-nrw-setzt-landarztquote-will-bewerber-eigens-testen.html, Zugriff am 20.04.2019*

ihre vorherige Berufsausbildung,- Erfahrung. So werden Personen aus der Pflege oder dem Rettungsdienst, besonders berücksichtig.[58]

Geplant ist zudem ein standardisierter Test, um die Eignung als Landarzt*Landärztin zu überprüfen. Hierbei werde man auch auf die Erfahrungen der Universitäten mit Eignungstests zurückgreifen. Ziel ist es, möglichst viele Menschen zu finden, die sich eine hausärztliche Tätigkeit auf dem Land vorstellen können, es soll niemand dazu gezwungen werden. Wer sich aber für eine hausärztliche Tätigkeit entscheidet, dem soll ein Studienplatz zugesichert werden. Wo die angehenden Mediziner*Medizinerinnen ihre Tätigkeit ausüben, soll ihnen selber überlassen werden, sie sollen nur weiter in NRW bleiben.[59] Wer dagegen verstößt, muss mit einer Vertragsstrafe von bis zu 150.000 Euro rechnen.[60]

Der Hochsauerlandkreis bietet bereits seit 2012, als erster Landkreis in Nordrhein-Westfalen, das Stipendium an fortgeschrittene Medizinstudierende an.[61] Das Modell wurde damals ebenfalls zur Bekämpfung des Ärztemangels eingeführt. Pflicht, damit das Stipendium in Höhe von 400-500 Euro gezahlt wird, ist ein bereits bestandenes Physikum.[62] Mittlerweile wurde dieses Modell auch in anderen Landkreisen und

---

[58] Vgl. https://www.aerztezeitung.de/praxis_wirtschaft/junge-aerzte/article/965234/medizinstudium-nrw-setzt-landarztquote-will-bewerber-eigens-testen.html, Zugriff am 20.04.2019

[59] Vgl. https://www.aerztezeitung.de/praxis_wirtschaft/junge-aerzte/article/965234/medizinstudium-nrw-setzt-landarztquote-will-bewerber-eigens-testen.html, Zugriff am 20.04.2019

[60] Vgl. https://www.tagesspiegel.de/wissen/masterplan-medizinstudium-2020-die-landarzt-quote-kommt/19304346.html, Zugriff am 20.04.2019

[61] Vgl. http://www.hochsauerlandkreis.de/buergerservice/gesundheit/medizinstipendium/Medizinstipendium_des_HSK_.php, Zugriff am 22.05.2019

[62] Vgl. http://www.hochsauerlandkreis.de/buergerservice/gesundheit/medizinstipendium/Medizinstipendium_des_HSK_.php, Zugriff am 22.05.2019

außerhalb der Landesgrenze übernommen.[63] Nach erfolgreicher Approbation absolvieren die neuen Mediziner*Medizinerinnen entweder ihre Weiterbildung zum Facharzt im Hochsauerlandkreis, oder verpflichten sich vier Jahre im Kreisgebiet tätig zu sein.[64] Diese kann sowohl in einem (Akut-)Krankenhaus, als auch in einer Hausarzt- oder Vertragspraxis geleistet werden. 2019 zieht der Hochsauerlandkreis ein erstes Resümee. Seit Einführung des Stipendiums vor knapp sieben Jahren wurden bisher 34 Medizinstudenten*Medizinstudentinnen gefördert, die der Region bereits als Arzt*Ärztin zur Verfügung stehen oder in den nächsten Jahren die ärztliche Versorgung unterstützen werden.[65]

4.3 Telemedizin

Unter dem Begriff Telemedizin, versteht man eine medizinische Diagnose, Therapie oder Rehabilitation mittels moderner Informations- und Kommunikationstechnologien, hinweg über eine räumliche oder zeitliche Distanz.[66] Angewandt wird Telemedizin von Ärzten um einen Kollegen zu einem bestimmten Fall zu kontaktieren, zur Kommunikation mit Therapeuten oder Apothekern, aber auch immer mehr um mit dem Patienten selbst in Interaktion zu treten.[67] Seit dem 1. April 2017 sollen Online-

---

[63] *Vgl. https://www.wp.de/staedte/arnsberg/hsk-zieht-zwischenbilanz-erfolgsmodell-medizinstipendium-id216808875.html, Zugriff am 22.05.2019*

[64] *Vgl.*
http://www.hochsauerlandkreis.de/buergerservice/gesundheit/medizinstipendium/Medizinstipendium_des_HSK_.php, Zugriff am 22.05.2019

[65] *Vgl. https://www.wp.de/staedte/arnsberg/hsk-zieht-zwischenbilanz-erfolgsmodell-medizinstipendium-id216808875.html, Zugriff am 22.05.2019*

[66] *Vgl. https://www.mds-ev.de/fileadmin/dokumente/MDK_Forum/MDK-Forum_Schnipsel/2-2017/MDK-Forum-2-2017_-_Was_ist_Telemedizin.pdf, Zugriff am 05.052019.*

[67] *Vgl. https://www.mds-ev.de/fileadmin/dokumente/MDK_Forum/MDK-Forum_Schnipsel/2-2017/MDK-Forum-2-2017_-_Was_ist_Telemedizin.pdf, Zugriff am 05.052019.*

Sprechstunden den persönlichen Arzt-Patienten-Kontakt ersetzen und vergütet werden. Bisher darf die Telemedizin nur von Hausärzten, Kinderärzten, Hautärzten und Orthopäden zur Verlaufskontrolle der bereits vorab vorstellig gewordenen Patienten*Patientinnen abgerechnet werden. Aktuell beschränkt sich die Vergütung auf spezifische Krankheitsbilder, unter allem auf Hautkrankheiten, Störungen des Bewegungsapparates und Operationswunden, eine Ausweitung der Vergütung ist in Planung.[68] So sollen auch kardiologische, neurologische Beschwerden, Diabetes mellitus und Herz- Kreislauferkrankungen in der Telemedizin vergütet werden.[69]

Die zukünftige Bedeutung wird von niedergelassenen Ärzten für den eigenen Arbeitsbereich allerdings gering eingeschätzt. Die hohen Investitionskosten für die sichere Datenübertragung, Schulungen des Personals und der erhöhte Verwaltungsaufwand wird dabei von den Arztpraxen gescheut.[70] Nicht einmal die Hälfte, 48%, denken dass die Telemedizin eine Rolle in ihrer Praxis einnehmen wird.[71]

5 Diskussion

Durch die rollende Ruhestandswelle der Babyboomer - Generation (1955-1969) und der Work-Life-Balance-Verbesserung von jungen Medizinern*Medizinerinnen , die nicht

---

[68] *Vgl.*
https://www.bundestag.de/resource/blob/510390/1f0314f2720d614577c231e182329 a91/WD-9-015-17-pdf-data.pdf, Zugriff am 05.05.2019

[69] *Vgl.*
https://www.bundestag.de/resource/blob/510390/1f0314f2720d614577c231e182329 a91/WD-9-015-17-pdf-data.pdf, Zugriff am 05.05.2019

[70] *Vgl. https://www.aerzteblatt.de/archiv/168851/Telemedizin-Im-Alltag-angekommen, Zugriff am 23.05.2019*

[71] *Vgl. https://www.bundesaerztekammer.de/fileadmin/user_upload/downloads/pdf-Ordner/Telemedizin_Telematik/Telemedizin/eHealth_Bericht_lang_final_1_.pdf, Zugriff am 05.05.2019*

mehr bereit sind, 50 bis 60 Stunden pro Woche zu arbeiten, droht in den nächsten zehn Jahren eine flächendeckende Versorgungskrise.[72]

In der Notfallambulanz erhoffen sich jetzt schon viele Patienten*Patientinnen sofort untersucht und behandelt zu werden, selbst wenn ihr Zustand gar nicht lebensbedrohlich ist. Wer nachts oder am Wochenende Hilfe sucht, ruft nicht mehr den Hausarzt an, wie das früher selbstverständlich gehandhabt wurde. Der Weg in die Notfallambulanz liegt für viele Betroffene näher, als die Nummer des ärztlichen Bereitschaftsdienstes zu wählen. Die Nummer 116117 ist der Bevölkerung weitestgehend noch unbekannt oder der diensthabende Arzt ist zu weit entfernt und damit für den Kranken zu aufwendig ihn aufzusuchen. Oft kommen Patienten wegen Kopfschmerzen, Halsschmerzen, grippeähnlichen Symptomen oder anderen nicht lebensbedrohlichen und alarmierenden Beschwerden in die Notfallambulanz. Aus Sicht der Patienten*Patientinnen bietet die Notaufnahme entscheidende Vorteile. Lange Wartezeiten auf einen Termin beim niedergelassenen Arzt oder Facharzt werden somit umgangen. Sie gehen direkt in ein Krankenhaus der maximalen Versorgung. In der Erwartung dort stationär aufgenommen zu werden und durch zeitoptimierte Untersuchungen schnell eine Facharztmeinung zu erhalten.

Statt Quote sollte ein Umdenken in der ländlichen Versorgung stattfinden. Den Medizinern, die auf dem Land arbeiten wollen, muss die Möglichkeit geboten werden, mit Kliniken oder medizinischen Versorgungszentren zu kooperieren, um den akademischen und beruflichen Austausch zu fördern.[73] Und eine Interaktion zu gewährleisten, denn niemand aus der heutigen Generation möchte sich als Einzelkämpfer auf dem Land behaupten.[74] Wird das Medium Telemedizin weiter ausgebaut, könnten

---

[72] Vgl. *https://www.tagesspiegel.de/wissen/masterplan-medizinstudium-2020-die-landarzt-quote-kommt/19304346.html, Zugriff am 18.05.2019*

[73] Vgl. *F&W, Masterplan Medizinstudium 2020 – Der Geist aus der Flasche S. 1032 (2018)*

[74] Vgl. *F&W, Masterplan Medizinstudium 2020 – Der Geist aus der Flasche S. 1032 (2018)*

auch hier weitere Vorteile nicht nur für die Ärzteschaft entstehen. Die Wartezeit auf einen Facharzttermin könnte drastisch verkürzt werden, indem Sprechstunden über dieses Medium stattfinden. Zudem wäre ein schnellerer Daten- und Diagnosen Austausch verschiedener Fachrichtungen möglich. Dazu muss den jungen Ärzten*Ärztinnen, die bereit sind alt eingesessene Arztpraxen zu übernehmen, der Umgang mit den neuen Technologien und modernen Einrichtungen ermöglicht werden. Dabei könnten Förderprogramme von Bund und Land den Einsteigern eine Motivation zur Übernahme oder Errichtung einer neuen Praxis leisten. Viele Berufseinsteiger scheuen den hohen finanziellen Aufwand wie Personalkosten und Miete, die mit einer Selbstständigkeit verbunden sind. Auch der mangelnde Erfahrungsschatz ist ein negativer Faktor.

Option ist aber nicht nur die alleinige Übernahme/ Errichtung einer hausärztlichen Praxis, sondern auch die Eröffnung einer Gemeinschaftspraxis mehrerer junger Mediziner*Medizinerinnen. Oder eine Kooperation aus Ärzten*Ärztinnen mit unterschiedlichen Erfahrungsschätzen. Weibliche Medizinerinnen ziehen erhebliche Vorteile aus einer Kooperation und entscheiden sich möglicherweise für eine Beteiligung an einer Gemeinschaftspraxis oder für eine Anstellung in einer solchen Praxis. Neben flexibler Arbeitszeitgestaltung bieten auch die bessere Vereinbarkeit von Familie und Beruf einen entscheidenden Vorteil. Profitieren von diesem Model können auch die Patienten*Patientinnen. In einer Gemeinschaftspraxis ist immer ein Ansprechpartner verfügbar, ebenso gibt es keine geschlossene Praxis durch Urlaub oder Krankheit eines Arztes.

Ein weiterer wichtige Punkt ist die Anhebung der Studienplätze. Ein Anspruch könnten annähernd die Zahlen sein, die Deutschland vor der Wiedervereinigung vorweisen konnte, nochmal zu erreichen. Damals gab es in der Bundesrepublik und der Deutschen Demokratischen Republik zusammen genommen rund 17.000 Studienplätzen. 2017 konnten hingegen nur 10.750 Studienplätze ausgewiesen werden.[75] Alleine im

[75] Vgl. https://www.bibliomedmanager.de/zeitschriften/fw/heftarchiv/ausgabe/artikel/fw-11-2018-fusionsradar/36630-der-geist-aus-der-flasche/, Zugriff am 23.05.2019

Sommersemester 2018 kamen auf einen Studienplatz 12 Bewerber*Bewerberinnen.[76] An Interessenten für ein Medizinstudium fehlt es somit nicht. Bewerber nehmen auch für die Verwirklichung ihres Traums vom Medizinstudium die langen 15 Semester Wartezeit auf sich.[77]

Auch eine angemessene Vergütung der Leistung im Praktischen Jahr, taucht im Masterplan Medizinstudium 2020 nicht auf. Die mögliche Vergütung bleibt weiterhin dem jeweiligen Bundesland überlassen.

6   Fazit

Abschließend lässt sich sagen, dass der Masterplan Medizinstudium 2020 mit all seinen Facetten, nicht die alleinige Lösung gegen den Ärztemangel auf dem Land ist. Verzichten kann man auf diesen Lösungsansatz jedoch nicht. Oft begleitet der Hausarzt eine ganze Familie über Generationen hinweg. Doch das Vertrauensverhältnis kann ohne junge Mediziner*Medizinerinnen nicht aufrechterhalten werden.

Viele Veränderung im Medizinstudium gehen mit dem Masterplan Medizinstudium 2020 konform. Beispielsweise die Vermittlung praktischer Studieninhalte bereits ab Studienbeginn, um ein praxisnahes und flexibles Studium zu ermöglichen. Ebenso die Etablierung eines Quartals in der ambulanten Versorgung, während des Praktischen Jahres. Sowie umfangreichere Prüfungen in der Allgemeinmedizin. Ein weiterer wichtiger Baustein für den Masterplan Medizinstudium 2020 ist die Studienmotivation zukünftig. Wer sich verpflichtet für mindestens zehn Jahre aufs Land zu gehen und dort in einer Hausarztpraxis zu praktizieren, dem soll der Zugang zum Studium durch die Landarztquote/ Stipendium Medizin deutlich vereinfacht werden. Doch ob alleine die Landarztquote die Allgemeinmedizin nachhaltig fördert, bleibt

---

[76] Vgl. https://zv.hochschulstart.de/fileadmin/media/zv/nc/SoSe2018/bew_zv_ss18.pdf, Zugriff 23.05.2019

[77] Vgl. https://zv.hochschulstart.de/fileadmin/media/zv/nc/SoSe2018/bew_zv_ss18.pdf, Zugriff 23.05.2019

abzuwarten. Denn das fachspezifische Versorgungsproblem kann nicht kurz- oder mittelfristig gelöst werden.

Gute Erfahrungen gewinnt man durch das quartalisierte Praktische Jahr, indem die Studenten neue Einblicke in die ambulante medizinische Versorgung bekommen. Daraus kann sich eine Motivation ergeben, später eine Tätigkeit als Landarzt*Landärztin nachzugehen.

Gleichermaßen stellt sich die Frage, ob man bereits von 18- oder 19-jährigen Bewerbern*Bewerberinnen verlangen kann, sich auf eine Fachrichtung und Lebensplanung nach der Approbation festzulegen. Schließlich verlangt die Landarztquote von den jungen Bewerbern*Bewerberinnen eine verbindliche Landarzttätigkeit für mindestens 10 Jahre. Dadurch kann die individuelle Persönlichkeitsentwicklung und - entfaltung beeinträchtigt werden. Niemand kann wirklich sagen, wie die Rahmenbedingungen privater und beruflicher Natur nach Abschluss des Studiums aussehen. Fraglich ist, ob man sich nicht Modelle wie das Stipendium des Hochsauerlandes als Vorbild nehmen sollte. Hier haben die Studenten*Studentinnen bereits einen Teil des Studiums absolviert, bevor sie sich für ein Stipendium auf dem Land bewerben. Am Ende des vierten Semesters, mit bestehen des Physikums ist damit zu rechnen, dass die angehenden Mediziner*Medizinerinnen sich bewusst für den Schritt Landarzt*Landärztin entscheiden. Anders wie bei den Bewerbern*Bewerberinnen, die sich zu Studienbeginn für einen Landarztplatz bewerben. Wer davon wirklich einer Tätigkeit als Landarzt*Landärztin nachgehen wird, ist für viele Politiker fraglich. Erwartet wird, dass viele Landarzt -Stipendiaten, sich aus dem vorab vereinbarten Vertrag klagen und die Strafe von 150.000 Euro zahlen. Dies würde ein nicht zufriedenstellendes Ergebnis für den Masterplan Medizinstudium 2020 und die Regierung bedeuten.

Obwohl die telemedizinische Betreuung viele gute Ansätze bietet, sehen viele niedergelassene Ärzte*Ärztinnen die Option mit Skepsis. Mediziner*Medizinerinnen nennen als negative Einflussfaktoren immer wieder die hohen Investitionskosten, den hohen Verwaltungsaufwand sowie den Datenschutz. Das Vertrauensverhältnis zwischen Arzt und Patienten wird durch das Medium laut den Medizinern gestört, die Patienten*Patientinnen empfinden dies bei Verlaufskontrollen, als nicht unangenehm.

Sie sehen in den Fällen eher den positiven Nutzen durch Zeitersparnis und Entlastung der Praxen.

Gesichert ist, dass der Masterplan Medizinstudium 2020, nur ein Mosaikstein der Lösungsmöglichkeit zur Verbesserung der hausärztlichen Situation darstellt. Bund und Länder steht noch zeitnah eine große Aufgabe bevor um die medizinische Versorgung auf dem Land mittel- und langfristig zu gewährleisten.

Literaturverzeichnis

F&W (2018): Masterplan Medizinstudium 2020 – Der Geist aus der Flasche S.1032

Kassenärztliche Bundesvereinigung (2016): Deutschlandweite Projektion 2030 Arztzahlentwicklung in Deutschland S.3

Prof. Dr. Nippert R.P. (2011): Der Ärztemangel als Triebfeder von Auswahlkriterien? S.3

Internetverzeichnis:

Aetzteblatt.de (2018): Ärztestatistik Mehr Ärzte, Trend zur Anstellung <https://www.aerzteblatt.de/nachrichten/92153/Aerztestatistik-Mehr-AerzteTrend-zur-Anstellung> [Zugriff 2019-05-22]

Bundesanzeiger Verlag (2015): Gesetz zur Stärkung der Versorgung in der gesetzlichen Krankenversicherung,<https://www.bgbl.de/xaver/bgbl/start.xav?startbk=Bunde sanzeiger_BGBl&jumpTo=bgbl115s%20%091211.pdf#bgbl1558776111993> [Zugriff 2019-04-23]

Bundesärztekammer (2015): Nachwuchsförderung/gewinnung, <https://www.bundesaerztekammer.de/aerzte/versorgung/nachwuchsfoerderung > [Zugriff 2019-03-23]

Bundesärztekammer (2018): 121. Deutscher Ärztetag ebnet den Weg für ausschließliche Fernbehandlung,<https://www.bundesaerztekammer.de/presse/pressemitteilungen /news-detail/121-deutscher-aerztetag-ebnet-den-weg-fuer-ausschliessliche fernbehandlung/> [Zugriff 2019-03-23]

Bundesärztekammer (2018): Ergebnisse der Ärztestatistik 2018, Es ist höchste Zeit, den Ärztemangel ernsthaft zu bekämpfen,

<https://www.bundesaerztekammer.de/ueberuns/aerztestatistik/aerztestatistik-2018/> [Zugriff 2019-05-22]

Bundesärztekammer (2018): Gesamtzahl der Ärzte,
<https://www.bundesaerztekammer.de/ueber-uns/aerztestatistik/aerztestatistik-%20%20%20%20%092018/gesamtzahl-der-aerzte/> [Zugriff 2019-05-22]

Bundesgesundheitsministerium (2016): Vertragsärzte,
<https://www.bundesgesundheitsministerium.de/service/begriffe-von-a-z/v/vertragsaerzte.html> [Zugriff 2019-04-20]

Bundesgesundheitsministerium (2016): Bedarfsplanung,
<https://www.bundesgesundheitsministerium.de/service/begriffe-von-a-z/b/bedarfsplanung.html> [Zugriff 2019-04-20]

Bundesministerium für Bildung und Forschung (2017): Masterplan Medizinstudium 2020
<https://www.bmbf.de/de/masterplan-medizinstudium-2020-4024.html>[Zugriff 2019-04-23]

Bundesvertretung der Medizinstudierenden in Deutschland e.V. (2017): Was ist der MM2020?, <https://www.bvmd.de/unsere-arbeit/masterplan-medizinstudium-2020/was-ist-der- mm2020/> [Zugriff 2019-04-23]

Burchard Amory (2017): Die Landarzt- Quote kommt,
<https://www.tagesspiegel.de/wissen/masterplan-medizinstudium-2020-die-landarzt-quote-kommt/19304346.html> [Zugriff 2019-04-25]

Deutscher Bundestag (2011): Entwurf eines Gesetzes zur Verbesserung der Versorgungsstrukturen in der gesetzlichen Krankenversicherung,
<http://dipbt.bundestag.de/dip21/btd/17/069/1706906.pdf> [Zugriff 2019-04-23]

Deutscher Bundestag (2017): Hausärztliche Versorgung Verteilung sowie Maßnahmen zur Stärkung der hausärztlichen Versorgung,
<http://dipbt.bundestag.de/dip21/btd/17/069/1706906.pdf> [Zugriff 2019-04-23]

Gaschke Susanne (2016): Land sucht Arzt- dramatische Unterversorgung droht,
<https://www.welt.de/politik/deutschland/article156800436/Land-sucht-Arzt-dramatische-Unterversorgung-droht.html> [Zugriff 2019-03-23]

Grunsky Nina (2018): Ärztemangel trifft 2030 das Hochsauerland und Wittgenstein,
<https://www.wp.de/region/sauer-und-siegerland/zukunftsrauschen/kommt-ein-patient-in-den-kiosk-id215586451.html> [Zugriff 2019-03-23]

Gemeinsamer Bundesausschuss (2018): Bedarfsplanung für die vertragsärztliche Versorgung,<https://www.gba.de/themen/bedarfsplanung/bedarfsplanungsrichtlinie/> [Zugriff 2019-04-20]

Gemeinsamer Bundesausschuss (2018): Beschluss des Gemeinsamen Bundesausschusses zur Abnahme des Endberichts „Gutachten zur Weiterentwicklung der Bedarfsplanung i.S.d. §§99 ff. SGB V zur Sicherung der vertragsärztlichen Versorgung",
<https://www.g-ba.de/downloads/39-261-3493/2018-09-20_Endbericht-Gutachten-Weiterentwickklung-Bedarfsplanung.pdf> [Zugriff 2019-04-20]

Gemeinsamer Bundesausschuss (2018): Richtlinie Bedarfsplanung des Gemeinsamen Bundesausschusses über die Bedarfsplanung sowie die Maßstäbe zur Feststellung von Überversorgung und Unterversorgung in der vertragsärztlichen Versorgung, <https://www.g-ba.de/downloads/62-492-1743/BPL-RL_2018-10-18_iK_2019-01-17.pdf> [Zugriff 2019-03-24]

Hartmannbund (2019): PJ- Förderung in Hausarztpraxen,
<https://www.hartmannbund.de/detailansichten/aktuelles/meldung/pj-foerderung-in-hausarztpraxen> [Zugriff 2019-04-23]

Hochsauerlandkreis (2012): Medizinstipendium des HSK,
<http://www.hochsauerlandkreis.de/buergerservice/gesundheit/medizinstipendium/Medizinstipendium_des_HSK_.php> [Zugriff 2019-05-22]

Hochschulstart.de (2018): Daten der bundesweit zulassungsbeschränkten Studiengänge an Hochschulen, <https://zv.hochschulstart.de/fileadmin/media/zv/nc/SoSe2018_bew_zv_ss18.pdf> [Zugriff 2019-05-23]

Institut für Demoskopie Allensbach (2010): Der Einsatz von Telematik und Telemedizin im Gesundheitswesen, <https://www.bundesaerztekammer.de/fileadmin/user_upload/downloads/pdf-Ordner/Telemedizin_Telematik/Telemedizin/eHealth_Bericht_lang_final_1_.pdf> [Zugriff 2019-05-05]

Kassenärztliche Bundesvereinigung (2016): Ärztemangel,
  <https://www.kbv.de/html/themen_1076.php> [Zugriff 2019-03-23]

Kassenärztliche Bundesvereinigung (2013): Die Bedarfsplanung als Instrument zur
  Sicherstellung der ambulanten Versorgung,
  <https://www.kbv.de/html/bedarfsplanung.php> [Zugriff am 2019-04-20]

Koch Torsten (2019): HSK zieht Zwischenbilanz: Erfolgsmodell Medizinstipendium,
  <https://www.wp.de/staedte/arnsberg/hsk-zieht-zwischenbilanz-erfolgsmodell-
  medizinstipendium-id216808875.html> [Zugriff 2019-05-22]

Kölner Stadt Anzeiger (2018): Mangel an Hausärzten verschärft sich- Fast 600 Praxen
  sind verwaist <https://www.ksta.de/politik/mangel-an-hausaerzten-in-nrw-
  verschaerft-sich-fast-600-praxen-sind-verwaist-29677802> [Zugriff 2019-05-22]

Korzilius Heike (2015): Den Nachwuchs aufs Land locken,
  <https://www.aerzteblatt.de/archiv/172060/Aerztemangel-Den-Nachwuchs-aufs-
  Land-locken> [Zugriff 2019-03-23]

Kütting B., Jünger J., Senninger N. (2018): Masterplan Medizinstudium 2020- Was
  bedeutet er für Lehre und Prüfungen? <https://www.bdc.de/masterplan-
  medizinstudium-2020-was-bedeutet-er-fuer-lehre-und-pruefungen/>
  [Zugriff 2019-05-24]

KVBW (2013): Bedarfsplan der Kassenärztlichen Vereinigung Baden- Württemberg,
  <https://www.kvbawue.de/kvbw/suche/?id=15&L=0&q=eine+unzumutbare+ers
  chwernis+der+inanspruchnahme+vertrags%C3%A4rztlicher+leistungen+f%C3
  %BCr+versicherte+eintritt> [Zugriff 2019-03-24]

Lenneper Lars (2018): Rezepte gegen Ärztemangel auf dem Land: So sieht es im HSK
  derzeit aus,<https://www.sauerlandkurier.de/hochsauerlandkreis/meschede/
  rezepte-gegen-aerztemangel-land-sieht-derzeit-10051030.html> [Zugriff 2019-03-
  23]

Mirza Miriam (2017): Was ist Telemedizin?, <https://www.mds-ev.de/
  fileadmin/dokumente/MDK_Forum/MDK-Forum_Schnipsel/2- 2017/MDK-
  Forum-2-2017_-_Was_ist_Telemedizin.pdf> [Zugriff 2019-05-05]

Schlingensiepen Ilse (2018): NRW setzt auf Landarztquote und will Bewerber eigens
  testen, <https://www.aerztezeitung.de/praxis_wirtschaft/junge-aerzte/

article/965234/medizinstudium-nrw-setzt-landarztquote-will-bewerber-eigens-testen.html> [Zugriff 2019-04-20]

Schulz Martin (2015): Telemedizin: Im Alltag angekommen?,
<https://www.aerzteblatt.de/archiv/168851/Telemedizin-Im-Alltag-angekommen>
[Zugriff 2019-05-23]

Sozialgesetzbuch V (2019): Gesetzliche Krankenversicherung,
<https://www.sozialgesetzbuch-sgb.de/sgbv/73.html> [Zugriff 2019-03-24]

Thelen Peter (2018): In Deutschland droht ein Ärztemangel – trotz Mediziner Schwemme, <https://www.handelsblatt.com/politik/deutschland/gesundheitssystem-in-deutschland-droht-ein-aerztemangel-trotz-mediziner-schwemme/21127004.html?ticket=ST-4238558-HcSaNLAAD5fg1dzcm0r7-ap6> [Zugriff 2019-03-23]

Zegelman Anne (2017): Idealismus alleine reicht nicht,
<https://www.aerztezeitung.de/politik_gesellschaft/berufspolitik/article/926530/versorgungskrise-idealismus-alleine-reicht-nicht.html> [Zugriff 2019-04-23]